BEI GRIN MACHT SICH IHR
WISSEN BEZAHLT

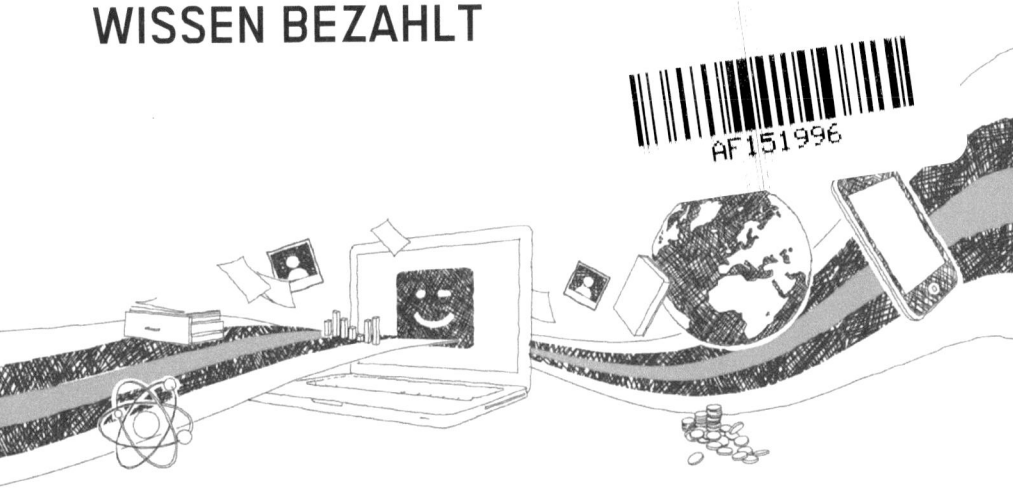

AF151996

- Wir veröffentlichen Ihre Hausarbeit,
  Bachelor- und Masterarbeit

- Ihr eigenes eBook und Buch -
  weltweit in allen wichtigen Shops

- Verdienen Sie an jedem Verkauf

Jetzt bei www.GRIN.com hochladen
und kostenlos publizieren

GRIN

Thomas Hahn

Totale Prothese im Dublikationsverfahren

Fall A - festsitzende, totale Rehabilitation des Kauorganes

GRIN Verlag

Bibliografische Information der Deutschen Nationalbibliothek:

Die Deutsche Bibliothek verzeichnet diese Publikation in der Deutschen National-
bibliografie; detaillierte bibliografische Daten sind im Internet über http://dnb.d-
nb.de/ abrufbar.

Impressum:

Copyright © 2011 GRIN Verlag GmbH
Druck und Bindung: Books on Demand GmbH, Norderstedt Germany
ISBN: 978-3-656-39215-6

Dieses Buch bei GRIN:

http://www.grin.com/de/e-book/168404/totale-prothese-im-dublikationsverfahren

Totale Prothese im Dublikationsverfahren

Thomas Hahn, M. Sc.
Zahntechnikermeister
Master of Science Dental-Technik
Materialkunde und Dentaltechnologie

Berlin

Inhaltsverzeichnis

Vorwort

Die Versorgung von Patienten mit totalen Prothesen ist kein neuartiges Konzept. Indikation und Kontraindikationen, Vor- und Nachteile dieser Behandlungsmodalität sind gründlich dokumentiert. Hier in diesem Fall wurden Cover-Denture-Prothesen hergestellt.

Einleitung

Die Cover-Denture-Prothesen bzw. teleskopierende Totalprothesen dienen der prothetischen Versorgung des stark reduzierten Restgebisses. Das Restgebiss wird mit parallelwandigen Teleskopkronen versehen. Die Prothese ist vorwiegend Schleimhautgetragen. Sie wird während der Funktion mittels der Teleskopkronen auf das Restgebiss abgestützt. Diese Wechselwirkung zwischen den Restgebiss und der Totalprothese, wie auch die Ausbaufähigkeit bis zur rein schleimhautgetragenen, nicht abgestützten Totalprothesen erlaubt es, auch Zähne, deren Wertigkeit durch eine relative Insuffizienz ihres Parodontiums stark gemindert ist, in den prothetischen Ersatz mit einzubeziehen.

Abformung

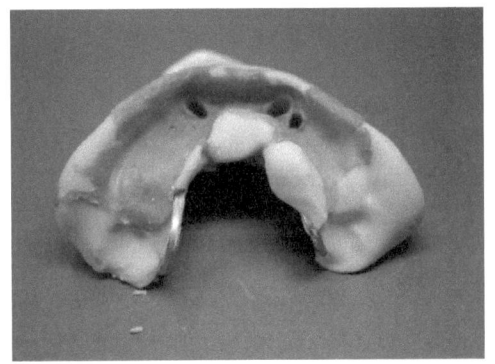

Das Bild zeigt die vom Zahnarzt genommenen Abdrücke. Es handelt sich hierbei um ein A-Silikon. Der Zahnarzt hat das Korrekturabformverfahren verwandt.

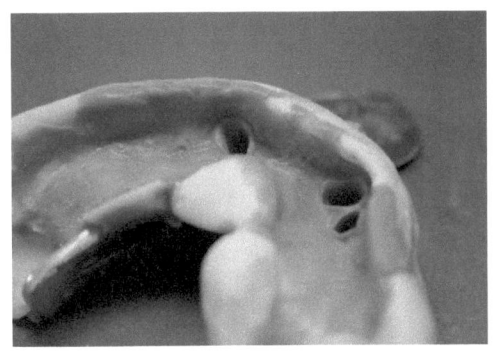

Die Präparationsgrenzen sind sauber und eindeutig zu erkennen.

Doublierung

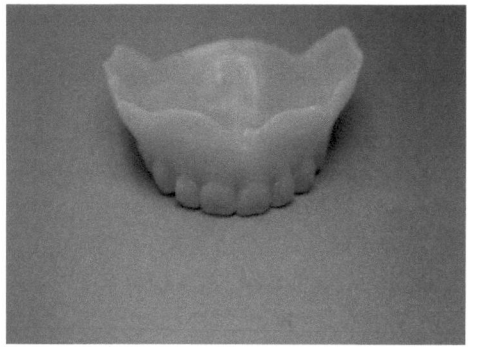

Der Zahnarzt hat sich bei der Herstellung der neuen Prothese für das Doublierverfahren entschieden. Von der vorhandenen Prothese wird ein Duplikat erstellt, was zu 90 % der alten Prothese entspricht. Die Duplikatprothese besteht überwiegend aus Prothesenkunststoff.

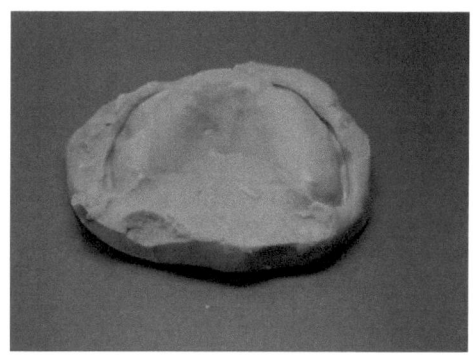

Dieses Bild zeigt den B-Silikonschlüssel zum herstellen der Prothese.

Unterkieferplanung

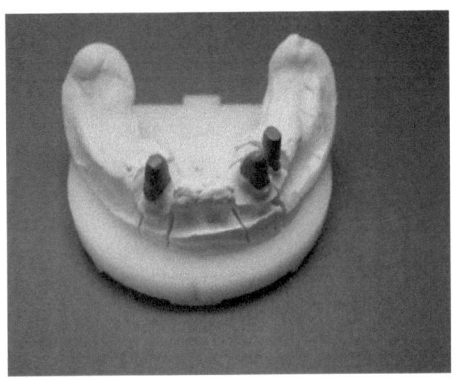

Im Unterkiefer wurde ein Zeiser-Modell hergestellt.

Auf die vorhandenen Pfeilerzähne 43,33 und 34 wurden, wie mit dem Zahnarzt besprochen, Teleskope hergestellt.

Die untere Aufnahme zeigt den Präzisionsguss der Innenteleskope aus der Legierung Argenco Bio 1.

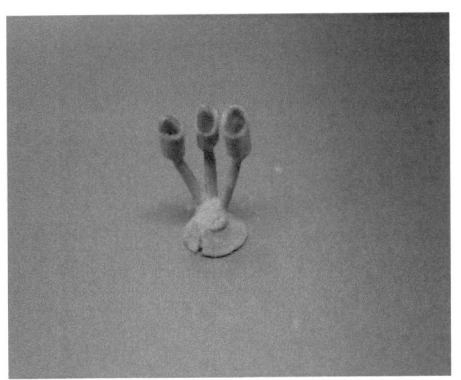

Argenco Bio 1

Zusammensetzung		Technische Daten	
Au	71,9	Typ:	IV(extra-hart)
Pt	4,1	Gold-/Platin Metalle:	76,1%
Ag	10,9	Farbe:	gelb
Cu	11,45	Schmelzintervall:	870-920°C
Sn	0,8	Gießtemperatur:	1020°C
Zn	0,8	Vickershärte:	g/b=230w=180a=265
Ir	0,05	Vergüten:	350°C, 15 min.

Kontrollmodell für den Unterkiefer und Doublierung des Oberkiefers

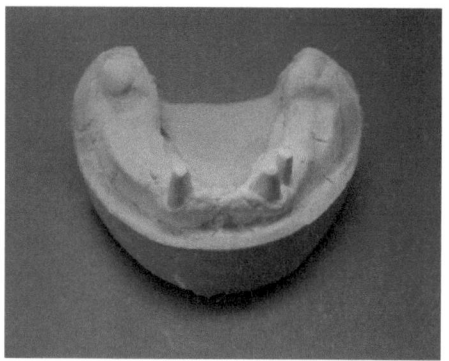

Das Kontrollmodell zur Herstellung des individuellen Löffels.

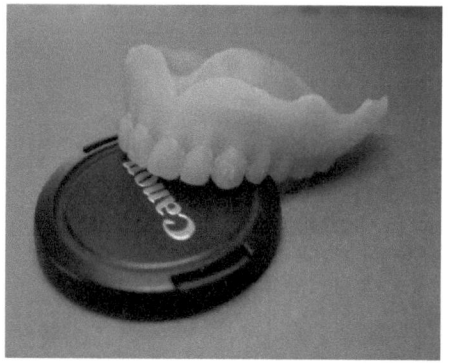

Das Bild zeigt die doublierte Prothese ein ihrer vollen Ausdehnung. Sie ist zu 90 % der vorhandenen Prothese angeglichen. Die Basis ist minimal verstärkt, sodass sie Verwindungs-steif ist.

Das Doublierverfahren

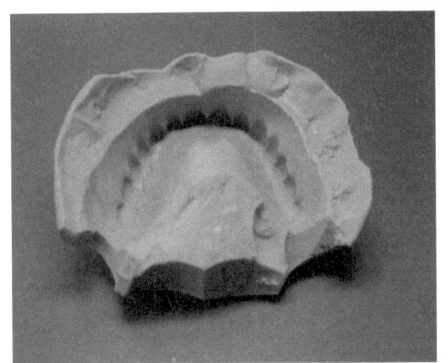

Das Bild zeigt die verwendeten Silikonschlüssel zum Herstellen der doublierten Prothese.

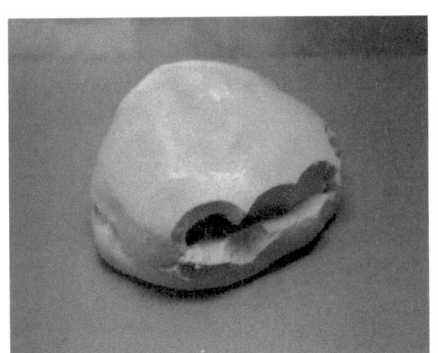

Die Schlüssel werden zusammen in eine Form gepresst, sodass eine doublierte Prothese entsteht.

Die individuelle Abformung

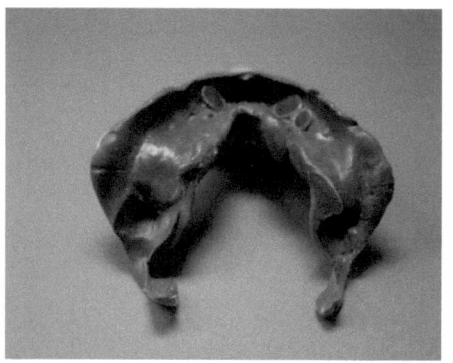

Der Zahnarzt hat die Unterkiefer-teleskope im Mund eingesammelt. Zum Einsammeln benutzte er ein Polyethergummi von der Firma Espe Impregum.

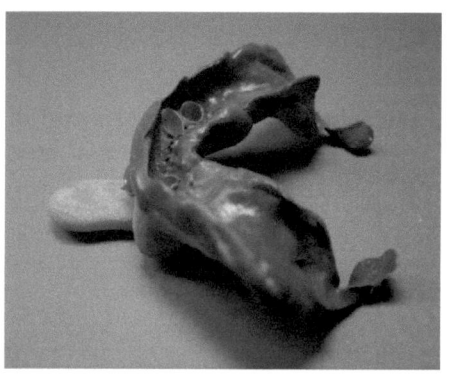

Der Abdruck ist soweit konturen-scharf und die Innenteleskope sind gut fixiert und wackeln nicht.

Die Funktionabformung

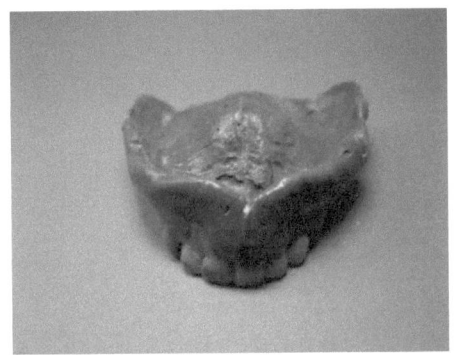

Im Oberkiefer hat der Zahnarzt das gleiche Abformmaterial verwendet.

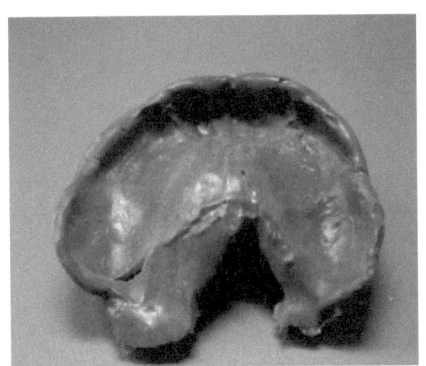

Der Funktionsabdruck ist soweit zufriedenstellend und ausreichend.

Die Herstellung

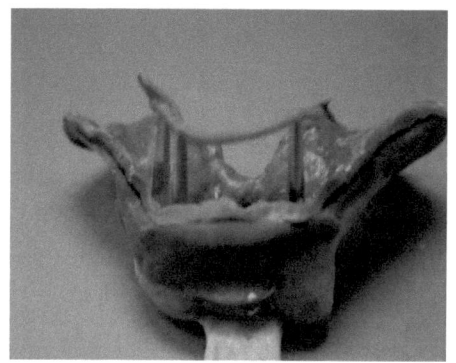

Im Unterkiefer werden die Innenteleskope im Abdruck kontrolliert .
Sie müssen absolut ruhig sitzen.

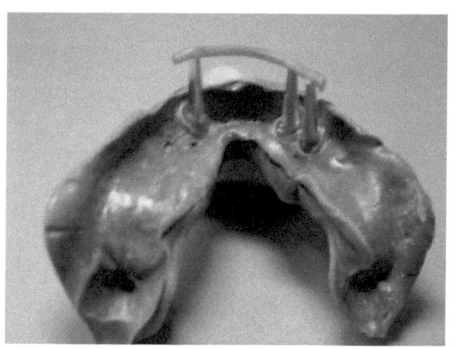

Zur Herstellung des Meistermodells
benötigen wird Kunststoffstümpfe
die aus Pattern Resin und Dowel-Pins
hergestellt werden. Der Wachswall
dient zur späteren Findung der
Dowel-Pins.

Die Meistermodelle

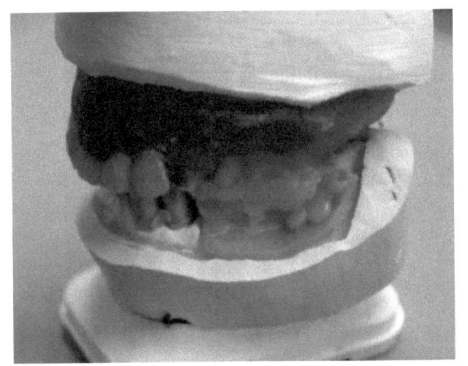

Die Meistermodelle sind hergestellt aus gelben Gips. Im Oberkiefer wird die dublierte Prothese nicht von dem Modell entfernt.

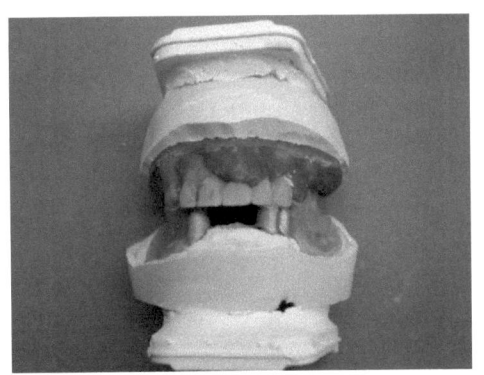

Im Unterkiefer hat der Zahnarzt eine Bissnahme genommen.

Die Bissnahme

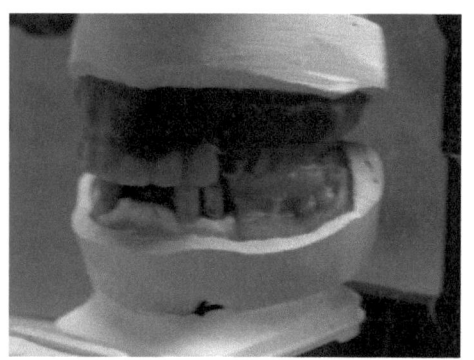

Die Bissnahme im Unterkiefer ist so gestaltet, dass der Zahnarzt die Provisorien im Mund belassen kann. Er lässt bis auf die Provisorien durchbeißen, so hat er eine perfekte Führung der alten Biss- situation.

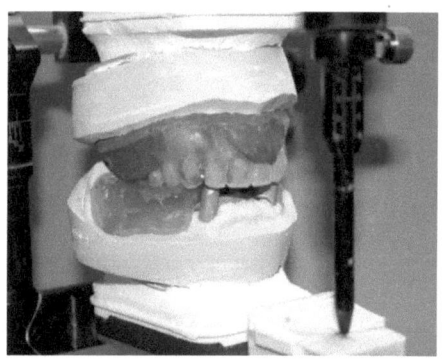

Nachdem er die Zentik verschlüsselt hat, gibt der Zahnarzt dem Labor den Grad der Abrasionen an. Diese Abnutzung wird dann Artikulator gehoben.

Die Artikulation

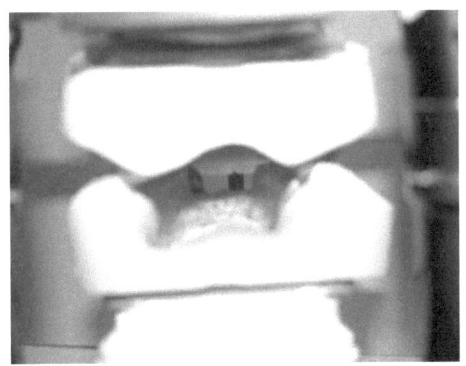

Nachdem die Arbeit im Artikulator eingestellt ist, wird im Oberkiefer die Prothese erst vom Modell gelöst.

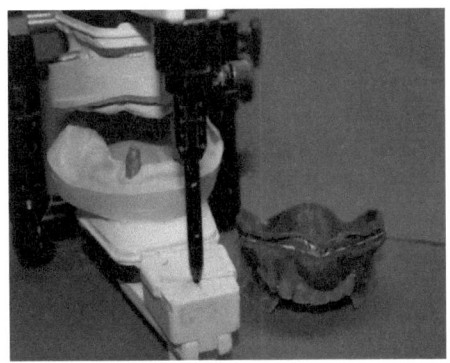

Modellvorbereitung

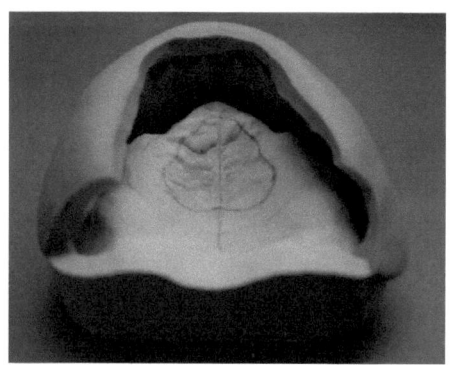

Der Zahnarzt hat sich bei der oberen Prothese für eine Metallbasis entschieden. Anhand eines Vorwalls wird die Position der Metallbasis bestimmt.

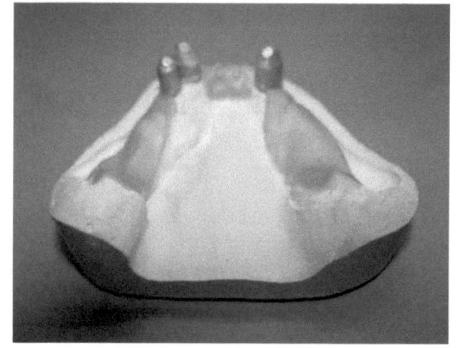

Im Unterkiefer wird das Modell für die Modellgussdoublierung vorbereitet.

Die Vorbereitung

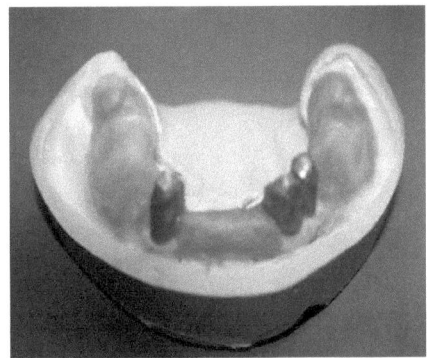

Die Bilder zeigen die Vorbereitung für die Modellgussherstellung.

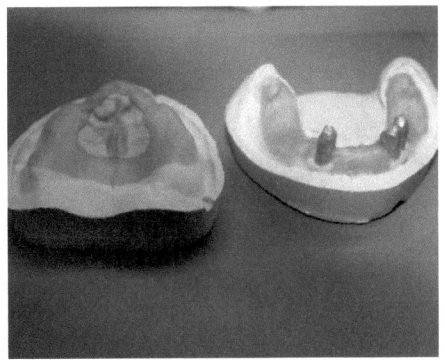

Die Wachsmodellationen

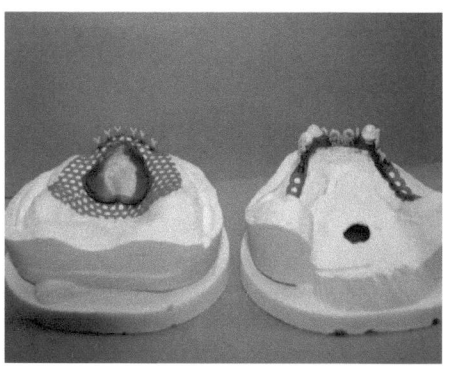

Auf die dublierten in Einbettmassen hergestellten Einbettmassenmodelle werden die Wachsmodellationen gefertigt.

Für die Metallbasis verwenden wir das remanium 800+ der Firma „Dentaurum".

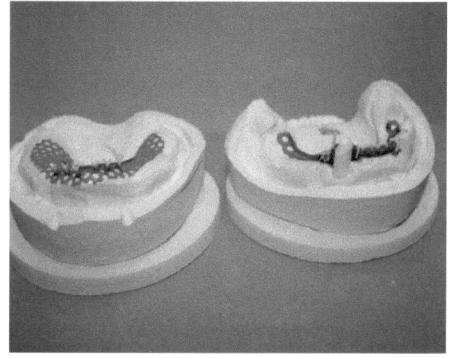

remanuim 800+

Zusammensetzung

Co	63,3%
Cr	30,0%
Mo	5,0%

Das Fräsen und der Anguss

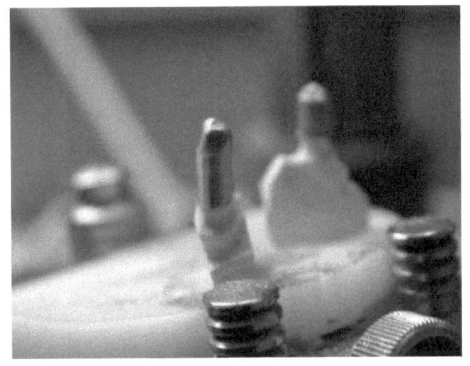

Das Bild zeigt die Innenteleskope im Fräsgerät, diese werden 0 Grad nachgefräst.

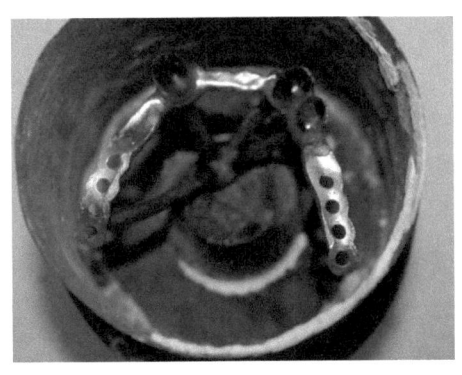

Nachdem die Innentelskope nach-gefräst und poliert sind werden die Außenteleskope mit Pattern Resin (Kunststoff) modelliert und an dem vorhandenen Modellguss ange-gossen. Das System des Angusses hat sich über die Jahre bewert. Nachdem die Außenteleskope ange-gossen wurden, werden die Über-gänge nachgelasert.

Die Aufstellungen

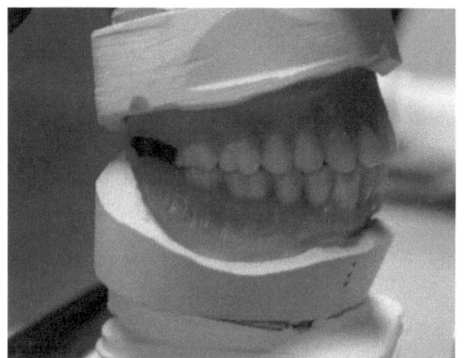

Die Bilder zeigt die Aufstellungen auf den vorhandenen Modellgüssen auf den Meistermodellen.

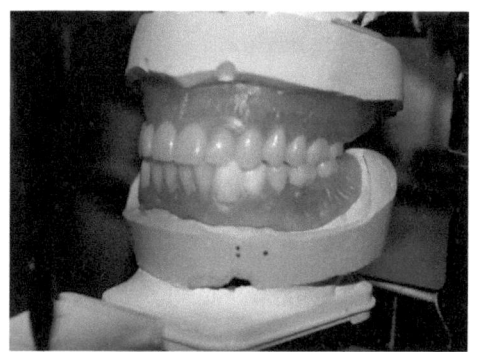

Die Aufstellung

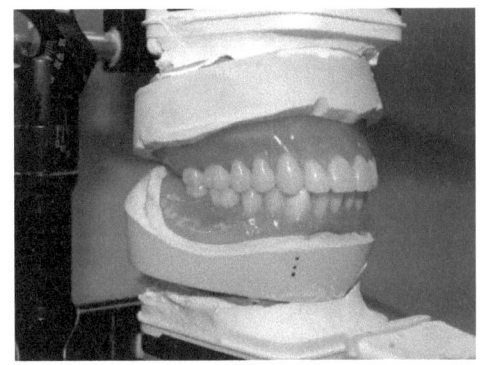

Dank der dublierten Prothese kann man die Aufstellung zu 95 % der alten Prothese nachahmen.

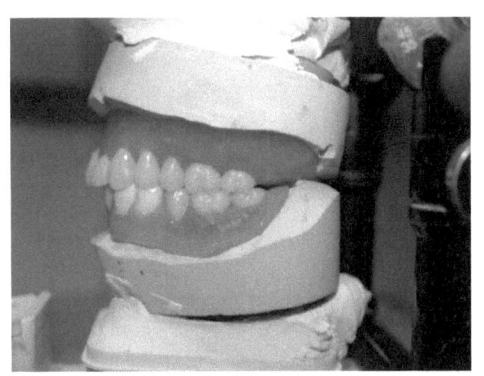

Der Abstand, Inzisallänge, bukkale Ausdehnung und die Ausdehnung der Prothese ist durch immer wieder aufsetzen der dublierten Prothese und Zurücksetzen der neuen Aufstellung auf das Meistermodell gewährleistet und möglich.

Detailaufnahme und Vorwall

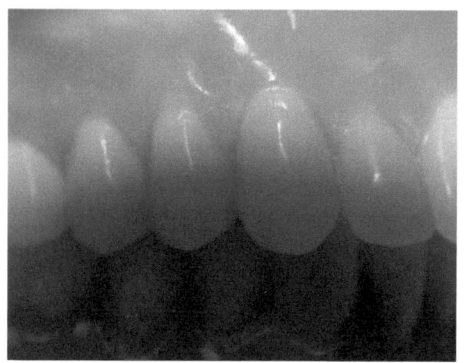

Die Ausmodellation der Wachs-prothese entspricht dem fertigen Ergebnis. Nach dem die Modellation perfekt durchgeführt wurde, wird ein Vorwall für die Fertigstellung gefertigt.

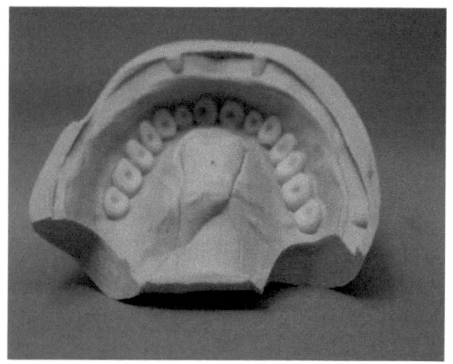

In den Vorwall werden die Kunststoffzähne eingeklebt. In den Kunststoffzähnen werden genug untersichgehende Retentionen ein-geschliffen, sodass der Kunststoff retensiv mit dem Zahn verbinden kann. So entsteht eine mechanische, wie auch eine chemische Ver-bindung.

Der Vorwall

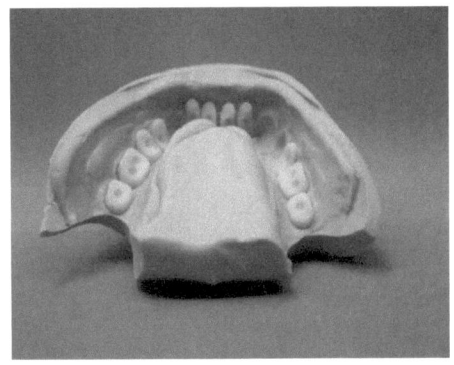

Dieses Bild zeigt den Vorwall mit den eingeklebten Kunststoffzähnen.

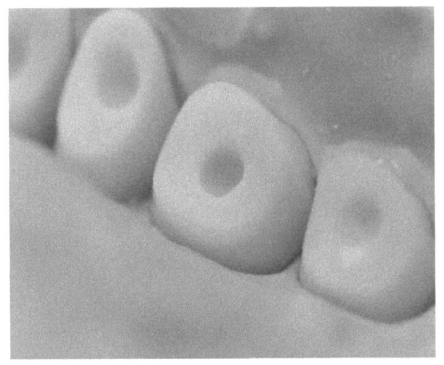

Die Detailaufnahme zeigt die eingeklebten Kunststoffzähne.

Die Opaker

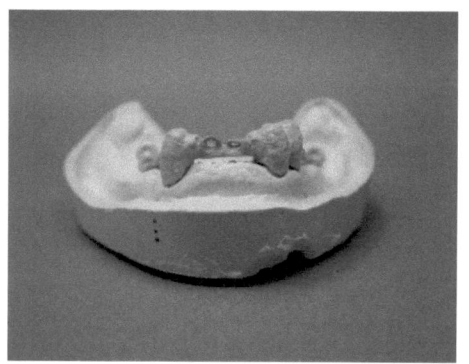

Alle metallischen Teile werden mit Opaker bezogen. Die Sekundärteleskope werden mit weißem Opaker und die Kunststoffretentionsteile mit rosa Opaker bezogen.

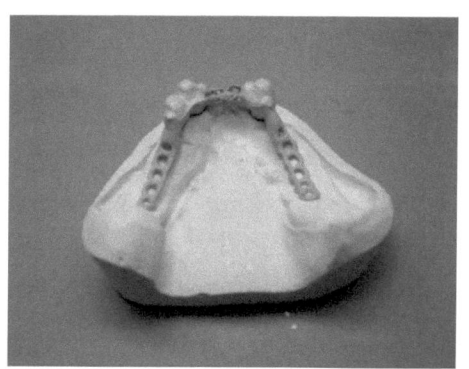

Die Detailaufnehme zeigt den Modellguss mit Opaker von okklusal betrachtet.

Die Metallbasis

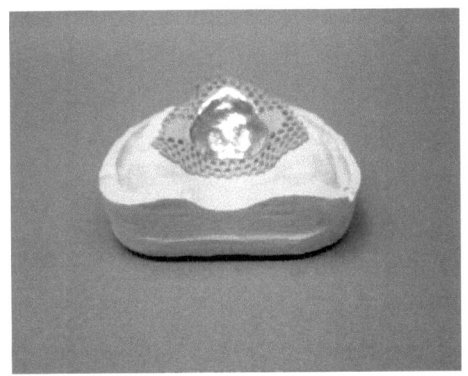

Die Oberkiefer Metallbasis wird ebenso mit rosa Opaker bei den komplimentierenden Teilen bezogen.

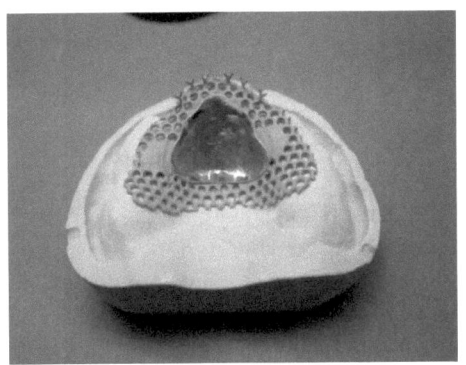

Die Modellbearbeitung

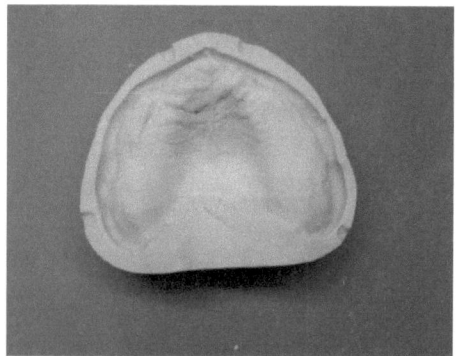

Im Oberkiefer wird die A-Linie radiert.

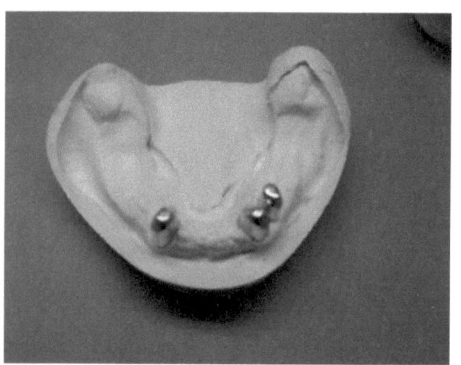

Im Unterkiefer werden die bei dem Patienten vorhandenen Exostosen und Knochenwucherungen angezeichnet.

Die Innenteleskope

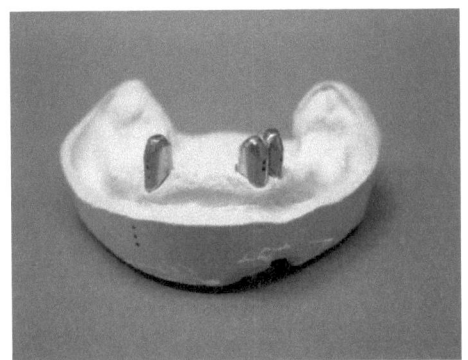

Die Innenteleskope werden zurück auf das Meistermodell gesetzt und in ihrer Endposition fixiert.

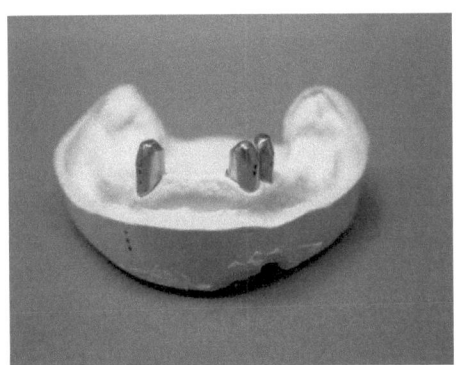

Detailaufnahmen der Innenteleskope

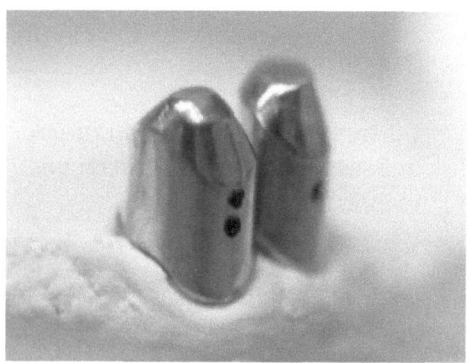

Die Primärteleskope werden mit einem Punktsystem markiert, sodass der Zahnarzt die Primärteile im Mund nicht verwechseln kann.

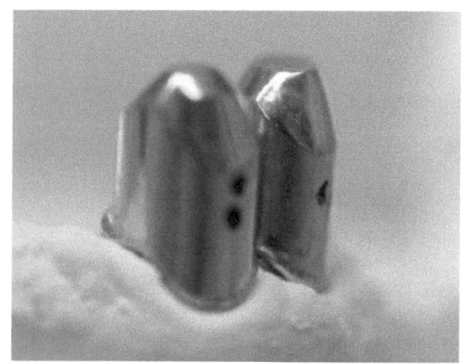

Das Innen- und Außenteleskop

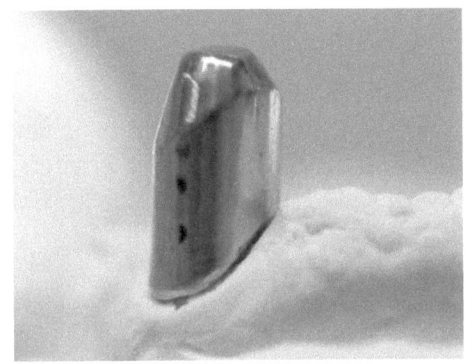

Das Bild zeigt die Detailaufnahme des Innentelskopes 43.

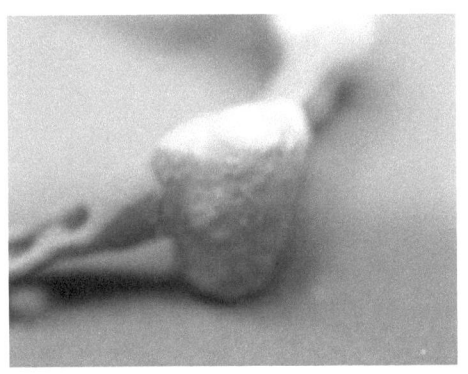

Auf diesem Bild sind die Retentionsperlen auf den Außenteleskopen gut zu erkennen.

Das Modellgussgerüst mit Opaker

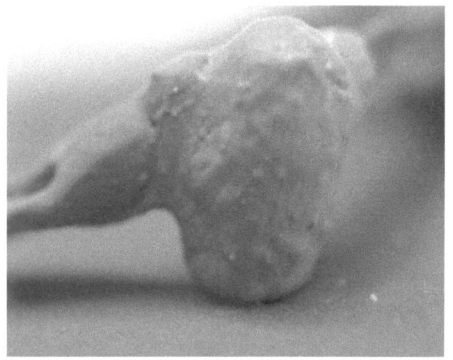

Auf den Außenteleskopen wird der Opaker für die Kunststoff-verblendung aufgetragen.

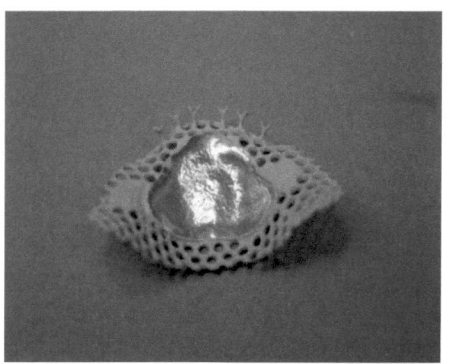

Das Oberkiefermodellgussgerüst mit Opaker.

Das Wässern der Modelle

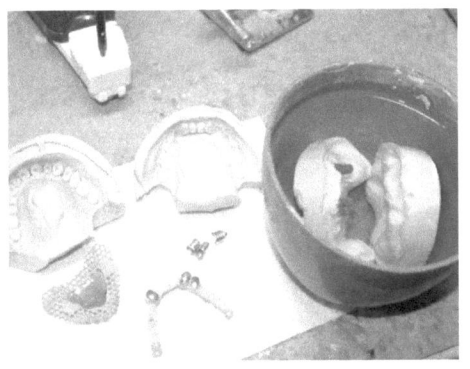

Bevor die Kunststoffkomplimentierung gefertigt wird, werden die Modelle gewässert, um ein Luftaustritt in den Kunststoff entgegen zu wirken.

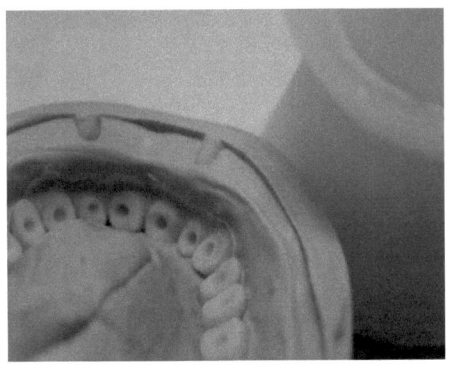

Das Einbringen des Kunststoffes

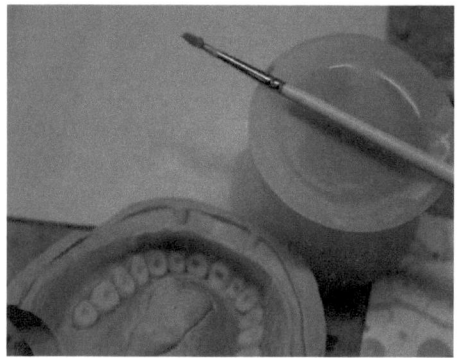

Die individuelle Kunststoff-frontschildästhetik wird mit der Pinseltechnik vorgenommen. Das isolierte Zahnfleisch erhält eine dünne Rosafärbung, die in einer Form zu etwa gleichen Teilen aus rosa und weißem gemischten Kunststoff gefertigt wird. Die von den Interdental ausgehenden Ein-schnitten isolierten erhalten einen kräftigen Rosa ton. Die am Zahnfleisch anhaftenden Partien erhalten auf der gesamten Fläche eine Schicht dünnes Rosa.

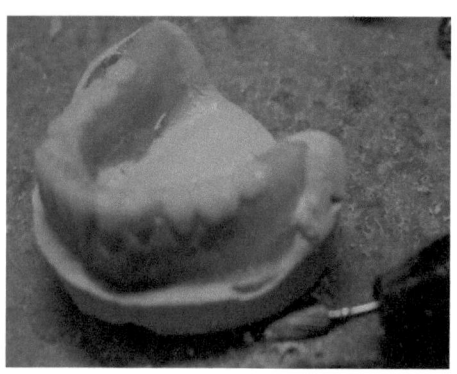

Zusammensetzung FuturaGen Pulver

Polymethylmethacrylat*
Copolymer auf Methylmethacrylat-Basis
Derivate der Barbitursäure
Titandioxid-, Eisendioxid- und Perylenpigmente

*Hinweis: enthält eine Restmenge von 0,2 bis 0,5% Benzoylperoxid

Zusammensetzung FuturaGen Flüssigkeit

Methylmethacrylat
Bis-Methacrylat
Vernetzer

Ausserdem enthält die Flüssigkeit in Spuren:

Quarternäres Ammoniumsalz
Kupfer-I-Ionen
Lichtschutzmittel
Stabilisatoren

Die fertiggestellten Prothesen

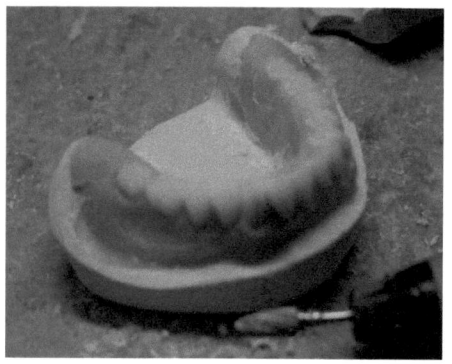

Die fertiggestellten Prothesen werden in den Artikulator zurückgeführt und eine Okklusionskontrolle durchgeführt.

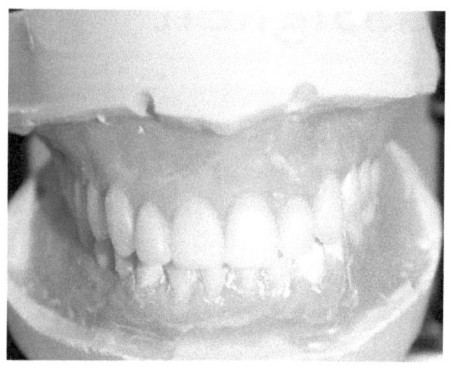

Die fertiggestellten Prothesen im Artikulator.

Die Prothese lässt sich dank guter Isolierung gut lösen.

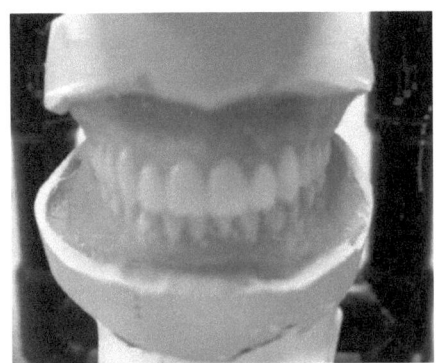

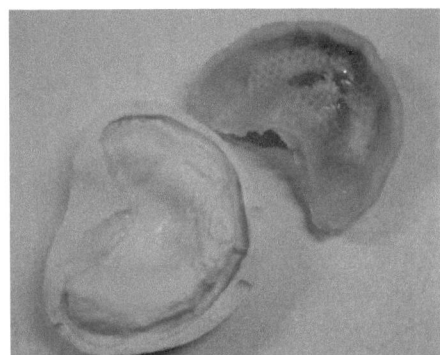

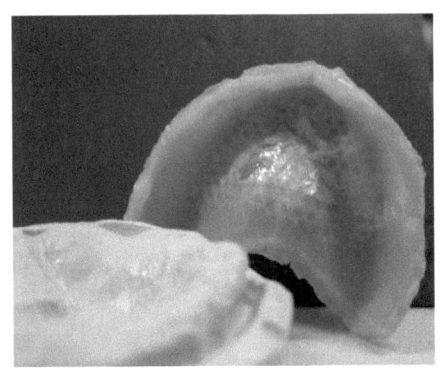

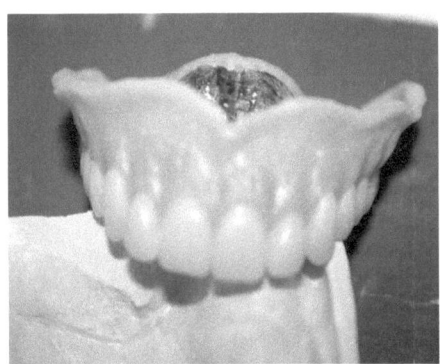

Die fertiggestellten Prothesen im Artikulator

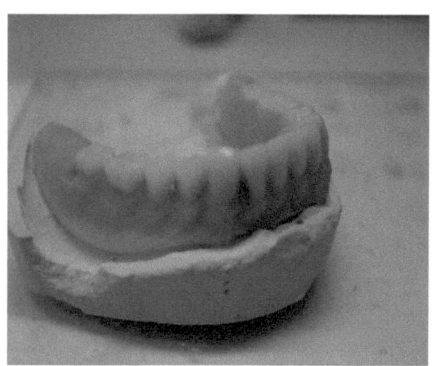

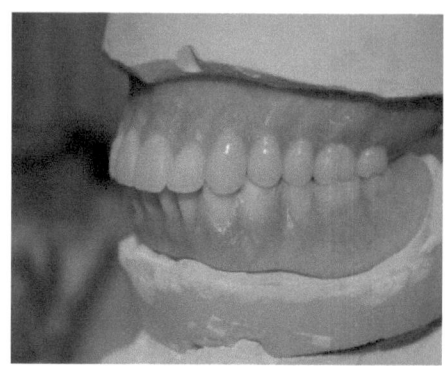

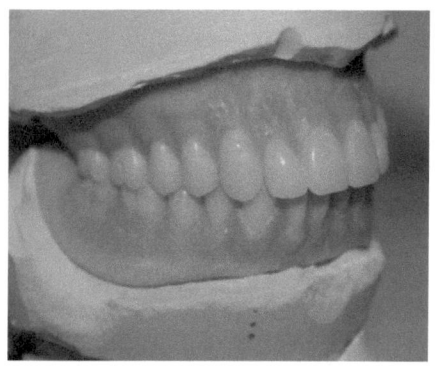

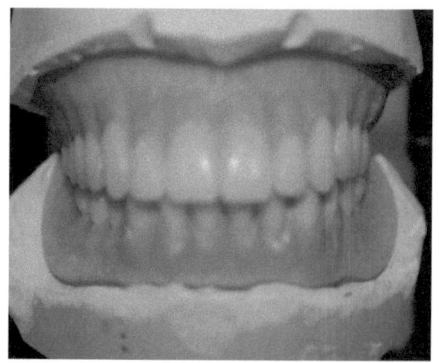

Die Remontage der Prothesen im Artikulator

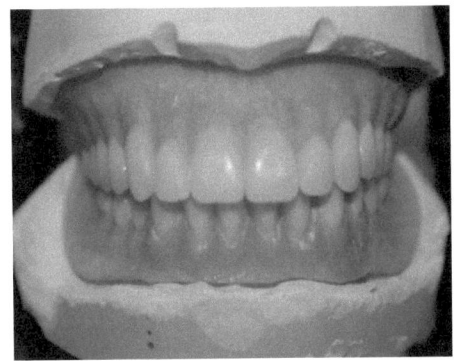

Die vestibuläre Okklusionskontrolle

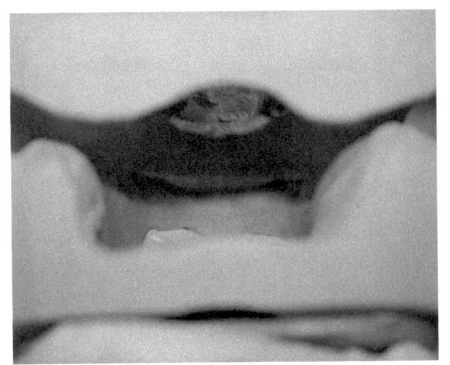

Die palatinale Okklusionskontrolle

Die polierte Oberkieferprothese

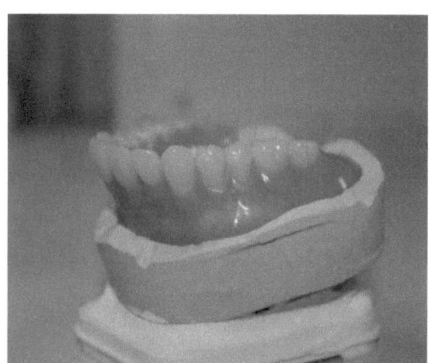 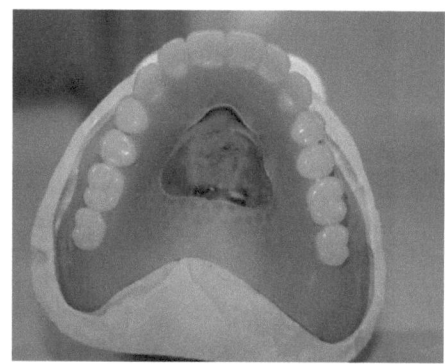

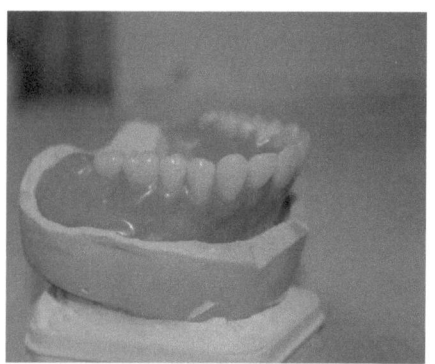 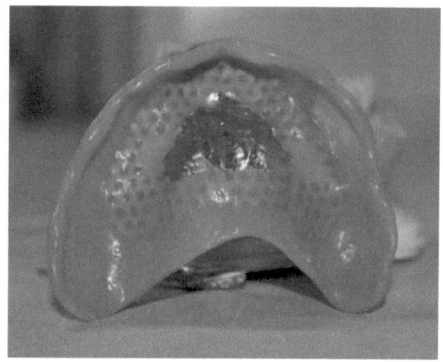

Detailaufnahmen der Oberkieferprothese

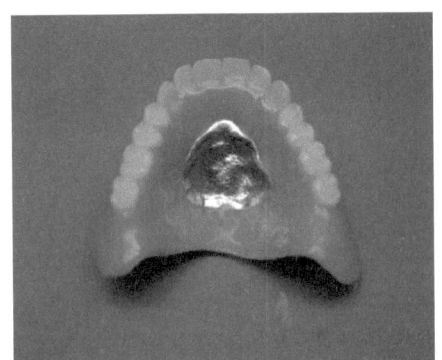 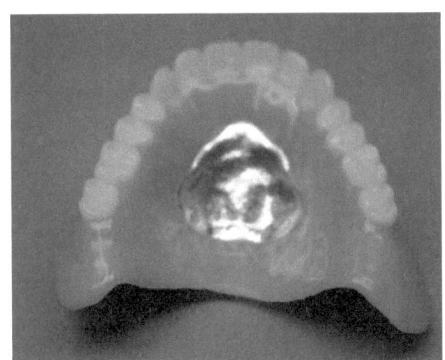

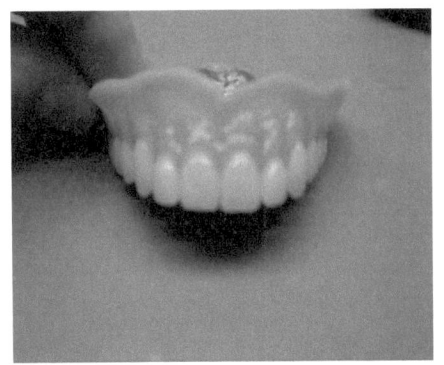 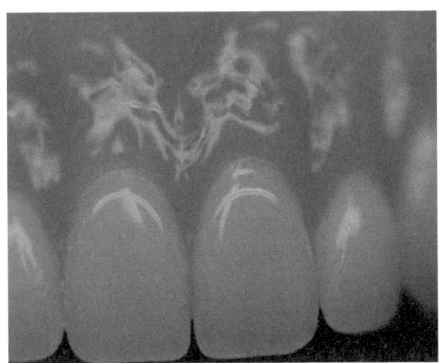

Die fertiggestellten Prothesen

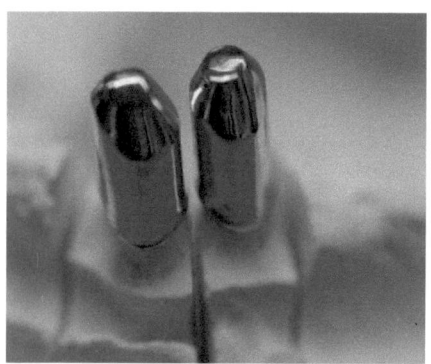 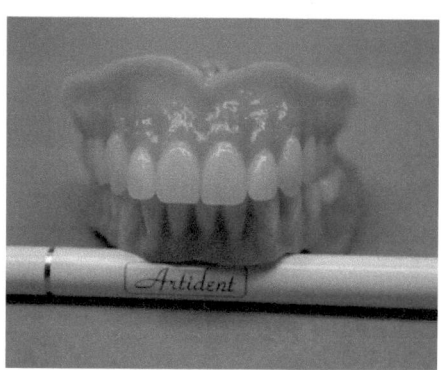

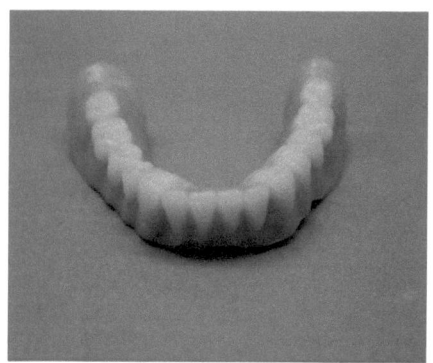 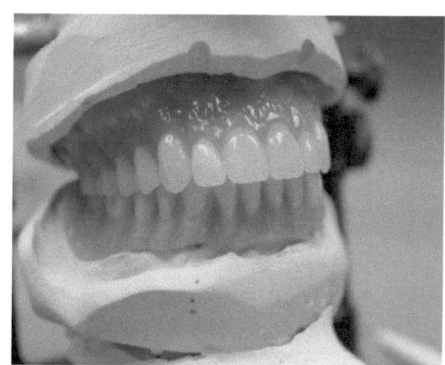

Prothesen im Artikulator

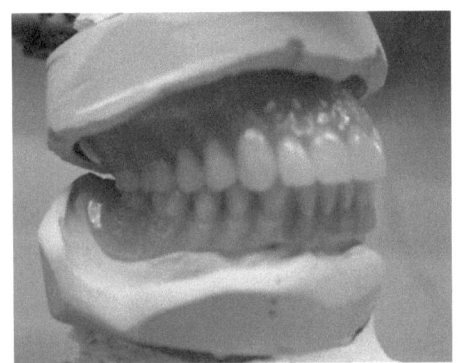

Diese Aufnahmen zeigen die fertig-gestellten Prothesen im Artikulator.

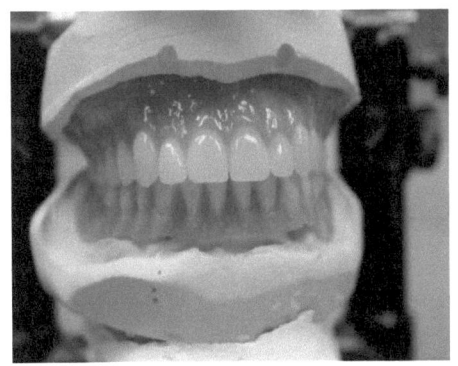

Kontrolle der fertigen Prothesen

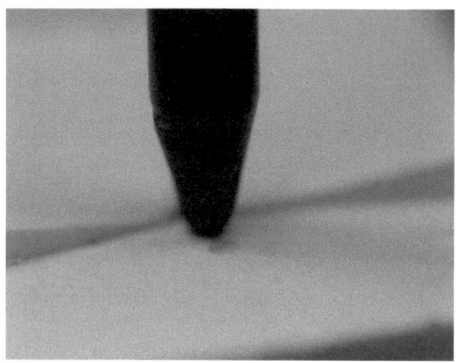

Kontrolle der Polymerisations-schrumpfung/-erhöhung im Artiku-lator.

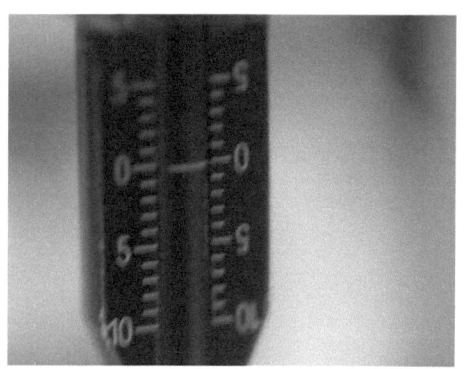

Die genaue Angabe des Messwertes.

Die Eingliederung

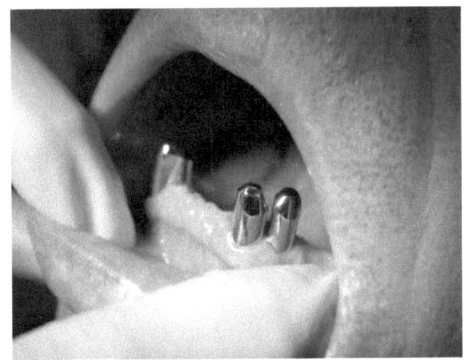

Die Innenteleskope werden auf die Zahnstümpfe im Mund des Patienten zementiert.

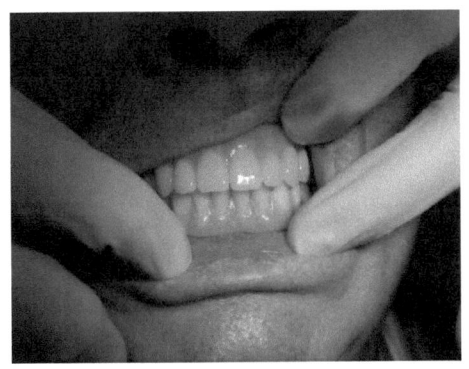

Dieses Bild zeigt die fertiggestellte Arbeit im Mund des Patienten.

Die Endsituation

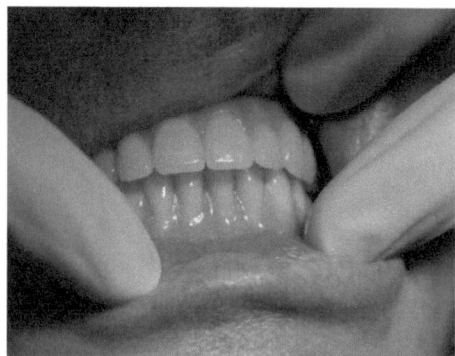

Die Arbeit im Mund des Patienten.

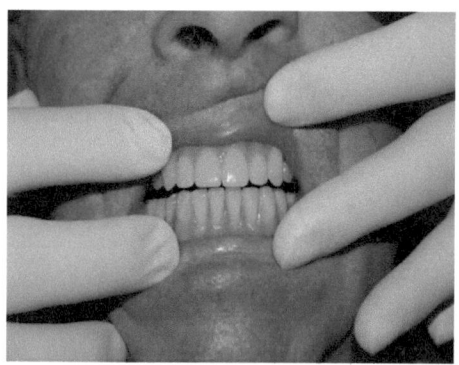

Zusammenfassung

Das hier gewählte Dublikationsverfahren vereinfacht die Arbeit des Zahnarztes und des Zahntechnikers. Durch die Doublierung der oberen Prothese erreicht man eine zu 95%ige Nachbildung der vorhandenen Prothesen. Das Verfahren ist natürlich nur anwendbar, wenn die alte Prothese nicht insuffizient bzw. als restaurativ gut empfunden wird. Der Zahnarzt erspart sich in diesem Verfahren, die relativ schwierige Vertikalbestimmung. Durch das System erreicht er eine zu 95%ige Übereinstimmung der Ausgangssituation, was der Patient über 10 Jahre appliziert hat. Um befriedigende Ergebnisse in der restaurativen Zahnheilkunde zu erreichen bedarf es der Erfahrung durch Erfolg und Misserfolg in jeder Arbeit. Nur wenn Zahnarzt und Zahntechniker gemeinsam jeden Arbeitsschritt immer wieder auf Fehlermöglichkeiten untersuchen wird sich der Zahnersatz in dem stomatologischen System des Patienten nicht einfach einsetzen, sondern im Sinne des Patienten sich eingliedern lassen.

Literaturverzeichnis

- Benz, Ch.: Lexikon Zahnmedizin Zahntechnik, Urban&Fischer, München2000

- Schmalz, G.; Arentholt-Bindslev, D.: Biokompatibilität zahnärztlicher Werkstoffe.

- Lerch, P.: Die totale Prothetik, Quintessenz Verlags-GmbH 1986.

- Graber, G.; Besimo, C.: Hybridprothetische Suprakonstruktionen mit Konuskronen oder Hülsen-Stift-Systemen auf Ha-Ti-implantaten. Fortsch Zahnärztl. Implantologie 1991;7:125-130

- Abbildungen: Alle Bilder von Artident-Berlin